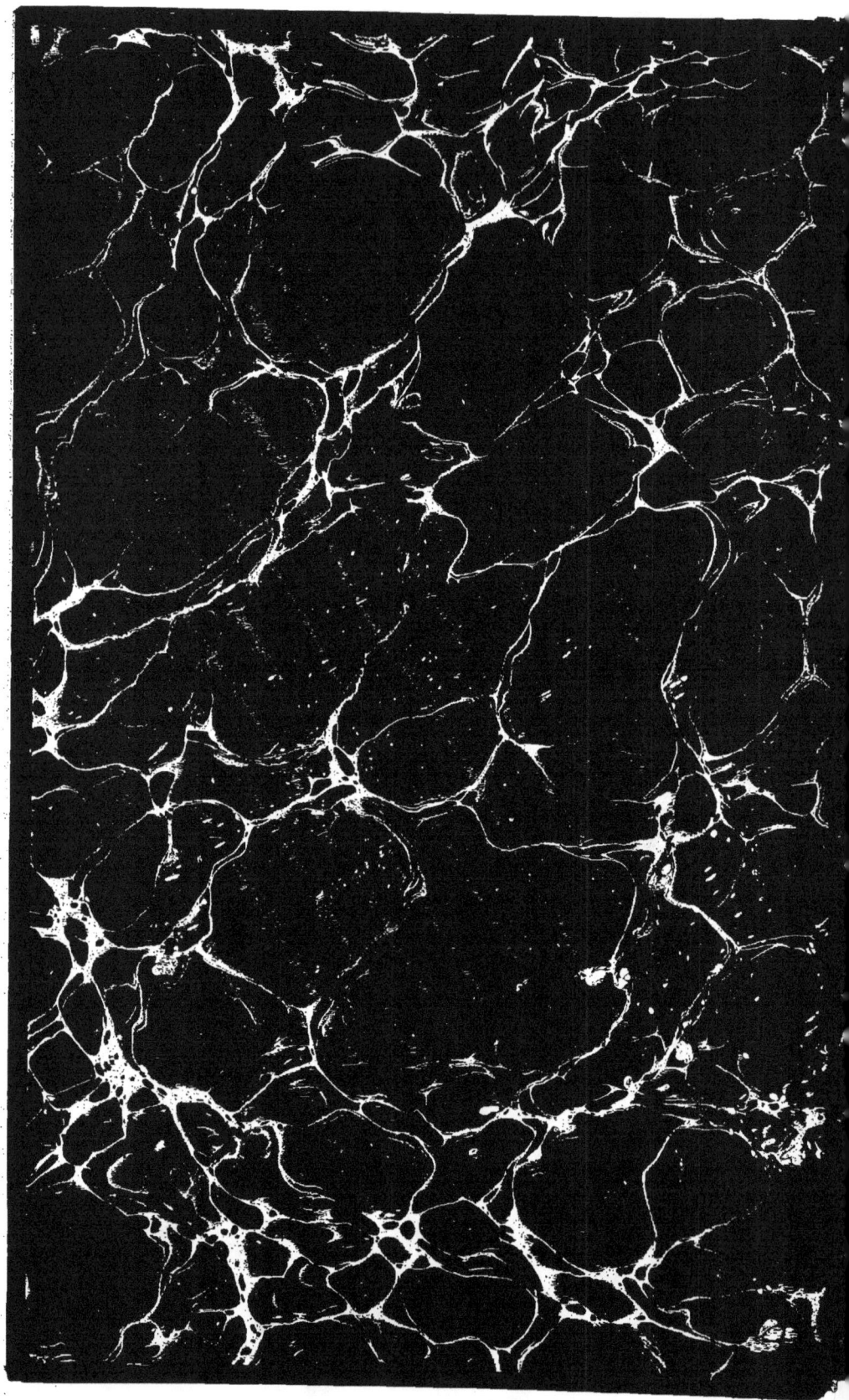

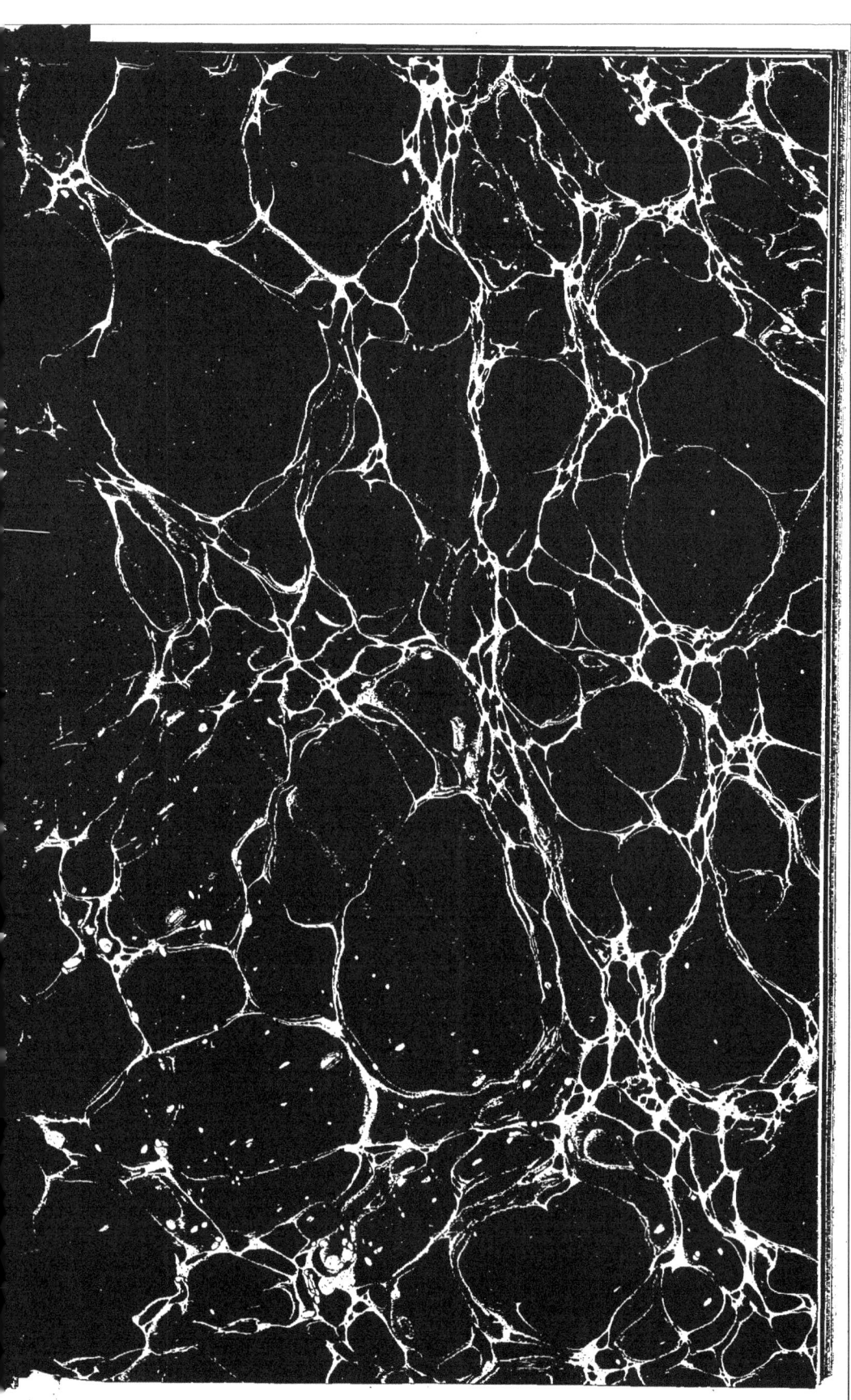

Tb 11 39

LA VIE DÉVOILÉE

PAR

L'ÉLECTRO-CHIMIE.

Lyon. — Imp. Dumoulin et Ronet , rue St-Côme , 6.

LA VIE DÉVOILÉE

PAR

L'ÉLECTRO - CHIMIE,

PAR

L. GOUBELY.

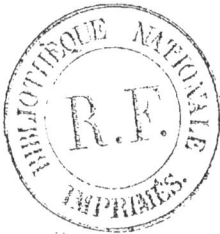

LYON.

IMPRIMERIE DE DUMOULIN ET RONET,
Rue St-Côme, 6, au 1ᵉʳ étage.

—

1849.

PRÉFACE.

Je présente au public ces Recherches physiologi-
ques; j'y traite la plupart des questions qui constituent
la physiologie; je les traite d'une manière neuve et
originale. Je vais sans doute heurter beaucoup de
préjugés; cependant j'espère que les véritables observateurs les accueilleront avec bienveillance.

J'avertis le lecteur que ce petit livre doit être lu
avec attention. Je dirai avec l'auteur du Contrat social :
» Je ne connais pas l'art d'être clair pour le lecteur
« inattentif. »

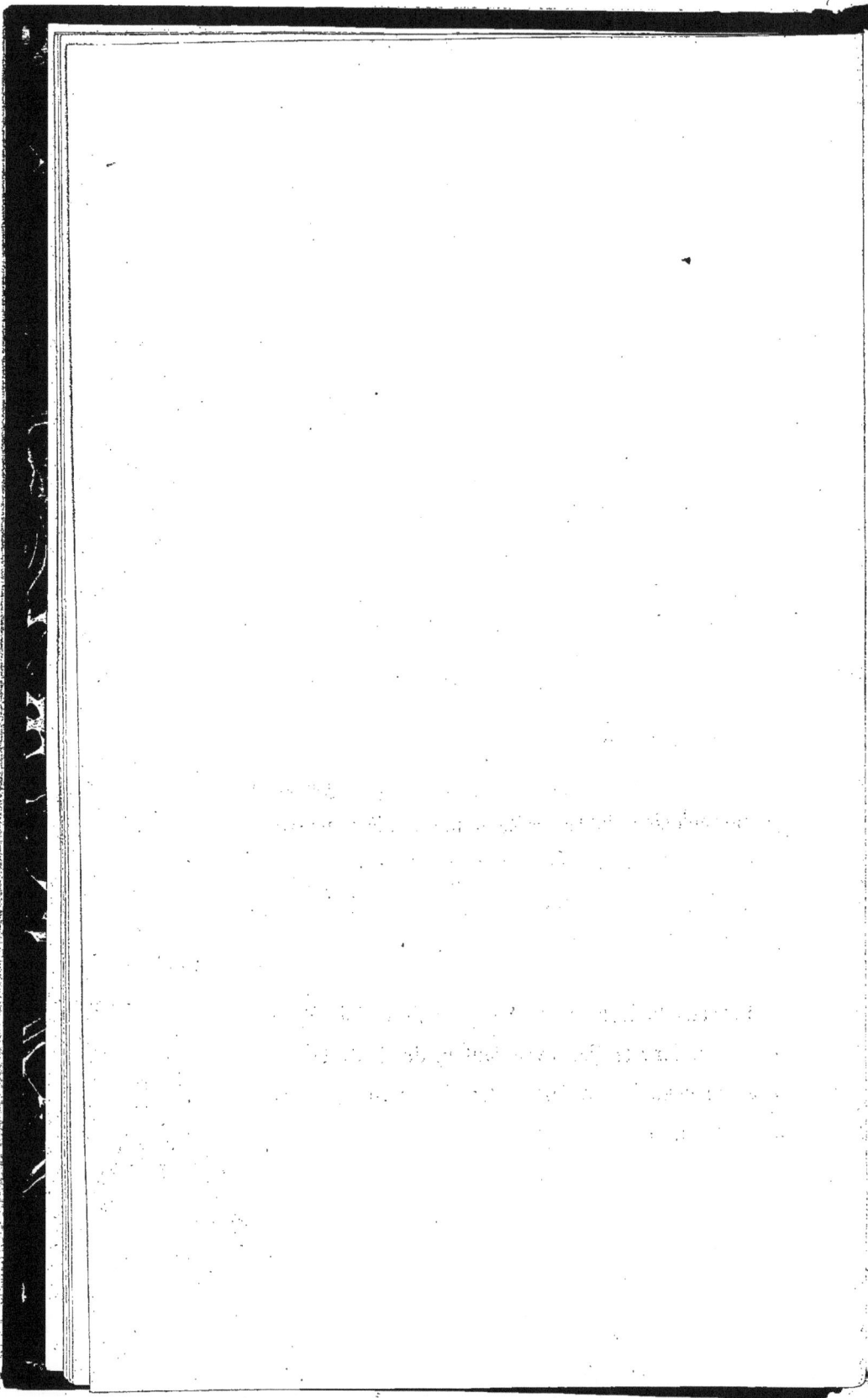

LA VIE DÉVOILÉE

PAR

L'ÉLECTRO-CHIMIE.

———◆◆———

CONSIDÉRATIONS GÉNÉRALES.

———◆◆◆———

La physiologie est liée à la psychologie: cette orgueilleuse sœur l'a toujours égarée, aujourd'hui plus que jamais elle lui fait faire fausse route. La philosophie transcendante a passé le Rhin, elle s'est particulièrement emparée de la science des êtres organisés. En France, la physiologie commençait à douter de la valeur

des causes occultes; elle lui a redonné sa foi ,
et grâce au Kanto-Platonisme, les abstractions
métaphysiques appelées principe vital , propriétés vitales , etc., peuvent , en toute sécu-
rité digérer, sécréter, avoir des sensations,
exercer toutes les fonctions de l'organisme.
Ce qu'il y a de plus fâcheux, c'est l'isolement
où elle l'a placée; elle l'entoure d'un cordon sa-
nitaire qui la préserve de tout contact impur.

Je veux rompre ce cordon, je veux appli-
quer la physique moderne à la physiologie;
cette entreprise est peut-être audacieuse, elle
est sans doute au-dessus de mes forces ; peut-
être aura-t-on quelque indulgence pour celui
qui ouvre la carrière.

Le temps des Parascelse , des Boerhaave est
bien loin de nous, les sciences physiques ont
marché ; leur introduction, loin d'être funeste
à la science de la vie, lui sera d'un grand se-

cours; elles lui apportent la lumière qui doit dissiper les nuages que les causes occultes accumulent sur elle.

Avant de m'occuper des êtres organisés, qu'on me permette quelques considérations générales. Pour bien concevoir les phénomènes de la nature, il faut diviser les corps en deux classes. La première se compose des corps pondérables, c'est ce qu'on appelle généralement la matière; sa principale propriété est l'attraction. Newton en a découvert les lois; ses effets se calculent mathématiquement, nous ne pouvons les observer que dans les masses (1).

----

(1) Les affinités chimiques semblent dériver de cette grande loi. Le profond Bertholet les avait étudiées dans ce sens; il semblait avoir créé le code des chimistes. Il est assez étrange qu'on ne lui ait pas fait observer que les atomes des corps ont une masse infiniment petite, leur action ne peut être que proportionnelle à leur masse, par

Si la matière, ou les corps pondérables, eût été seule, il n'y aurait pas pu avoir de vie ; la nature doit sa puissance à un autre ordre de corps. Ces corps sont doués de propriétés toutes différentes, au lieu de s'entre attirer, il y a répulsion entre leurs particules ; mais si elles se repoussent entr'elles, elles ont cependant de l'affinité pour les molécules des corps pondérables, elles les pénètrent, les entourent, leur forment une atmosphère qui les rend actives. On appelle ces corps, lumière, calorique, électricité. Ces trois corps, véritable symbole de la divinité, produisent tous les mouvements intimes de la nature.

Je ne veux pas faire un traité de physique: je suppose à mon lecteur la connaissance des

---

conséquent extrêmement faible, et cependant les actions chimiques sont douées d'une force incommensurable, il faut donc invoquer une autre cause pour les expliquer.

travaux des physiciens modernes. Je rappelle à son attention les noms suivants : Newton, le Christ des savants, qui fit à lui tout seul l'optique ; Black, qui trouva les propriétés du calorique. Je recommande particulièrement à son attention les travaux des physiciens philosophes qui se sont occupés de l'électricité, dont les principaux sont Volta, OErstd, Berzélius, Davy, Ampère, Becquerel, Faraday.

Appliquons aux êtres organisés les notions que nous avons puisées dans la méditation des travaux de ces hommes éminents, pour savoir ce qui s'y passe ; il faut connaître les appareils qui les constituent. L'anatomie, ou la description de ces appareils, est à peu près parfaitement connue. Mais l'anatomiste ressemble, comme le dit ingénieusement Vicq-d'Azir, à ces commissionnaires qui connaissent toutes les rues d'une ville et ignorent ce qui se passe dans ses maisons ; tâchons d'écouter aux portes.

APPAREILS ÉLECTRO-MOTEURS

ou systèmes nerveux.

Les êtres organisés peuvent se diviser en deux grandes classes : les premiers sont les végétaux, les animaux inférieurs qui n'ont presque aucun rapport avec le monde extérieur, se bornent à une vie intérieure, qui les fait germer, se développer, se reproduire, sans avoir une véritable sensation. D'autres plus privilégiés ont cette même vie, plus une autre sur-ajoutée, vie qui s'agrandit depuis le stupide mollusque jusqu'à l'homme où elle atteint son maximum de développement.

Ces deux vies, comme on doit le pressen-

tir, doivent avoir des appareils distincts. C'est
ce qui a lieu en effet. Cette idée qui avait été
aperçue par le génie d'Aristote, l'anatomiste
Bichat sut la féconder; il sut distinguer les
organes qui appartenaient à l'une ou à l'autre.
Un système d'organes double, lié dans ses différentes parties, donne à toute la machine le
mouvement et la vie. C'est le système nerveux :
c'est ce système qui va particulièrement nous
occuper.

Selon l'idée que nous avons émise plus
haut, Bichat le divise en deux départements;
l'un sera chargé de la vie intérieure, nutritive ; l'autre produira les phénomènes de la
vie extérieure ou animale. Je commence par ce
dernier.

Système nerveux de la vie animale.

Il est composé d'un centre cérébro-spinal, de deux ordres de nerfs, les uns sensibles, les autres moteurs : les premiers transmettent au centre les impressions que les sens ont reçues. Le cerveau perçoit l'impression, l'enregistre, la conserve, réagit sur elle et produit ces mystérieux actes qui constituent l'intelligence. Il réagit sur les nerfs moteurs qui feront contracter les muscles. Faisons abstraction des phénomènes intellectuels qui seront peut-être toujours au-dessus de nos moyens d'investigation. Tout le reste pour être conçu nécessite la présence d'un fluide. Le nerf sensible qui transmet les impressions faites sur les sens, n'est autre chose qu'un télégraphe électrique. La volition cérébrale qui fait contracter les muscles, ne peut être autre chose qu'une décharge électrique. Ce fait est mis en évidence par ce qui se passe dans les poissons électriques, qui non-seulement ont le pouvoir de faire contracter leurs muscles, mais encore le pouvoir d'envoyer au dehors une décharge électrique très-puissante.

Aristote, Hippocrate, Gallien, Haller, tous les anatomistes l'admettaient. Ils ignoraient cependant l'existence de l'électricité. Je défie de se former une notion nette sur la sensation et la contraction musculaire volontaire, sans la présence d'un fluide. Je ne conçois pas comment les fauteurs des propriétés vitales ou autres abstractions ont pu embrouiller des questions si simples.

Oui, le système nerveux est un appareil électro-moteur. Il n'est pas nécessaire pour

2

remplir cette fonction qu'il ressemble à une pile de Volta, comme le croyait Rollando; nous ne connaissons pas tous les moyens que la nature a pour établir des courants électriques. Voyez les phénomènes magnétiques qui étaient naguères si mystérieux, que notre Ampère a si parfaitement dévoilés. Si l'existence du fluide nerveux (électrique) est encore à l'état d'hypothèse dans le système nerveux de la vie animale, elle devient un fait demontré dans les fonctions du système nerveux de la vie nutritive.

C'est ce système que je veux particulièrement étudier ; j'espère que ce ne sera pas sans quelque succès.

Les anatomistes l'appelaient le grand sympathique, dénomination qui exprime assez bien une partie de ses fonctions, mais sa principale fonction est à peine soupçonnée ; c'est lui qui produit tous les actes chimiques qui s'effectuent dans l'organisme. Cette fonction ne pouvait être bien appréciée que de nos jours.

Toute nutrition le suppose; il est vrai que nous ne pouvons l'apercevoir dans le végétal (1); mais qu'est-ce qui forcerait les éléments, oxigène, hydrogène, carbone, à s'unir contrairement à leur affinité naturelle, si ce n'est un appareil électro-chimique? Le chimiste peut bien transformer l'amidon en sucre, le sucre en alcool, mais il ne peut pas faire de toute pièce de l'amidon avec de l'hydrogène, de l'oxigène, du carbone, parce qu'il n'a pas l'appareil que possède le végétal.

A ce sujet il me vient une idée qui me paraît importante. — On a beaucoup discuté la limite

---

(1) Mon honorable compatriote, M. Brachet, a cru le trouver dans la moelle des végétaux.

où finit le végétal , où commence l'animal. Je
la trouve dans la faculté qu'a le végétal de
s'adresser directement à la matière inorganique,
tandis que l'animal ne se nourrit que d'aliments déjà organisés ; en sorte que l'existence
du végétal est nécessairement antérieure à celle
de l'animal.

Aussitôt que l'animal devient distinct, l'appareil qui nous occupe devient observable, on
trouve les vaisseaux capillaires agissant d'une
manière plus active que dans le végétal ; cette
activité ils la doivent à des nerfs sortis de ganglions bien distincts, centres qui ne perçoivent
encore aucune vraie sensation. Ils sont donc
étrangers aux phénomènes qui mettent l'animal
en rapport avec le monde extérieur.

Observons-le dans les animaux supérieurs :
les mammifères. Là un autre système nerveux lui
est superposé ; ce nouveau système complique
son existence , cependant il conserve toujours

ses fonctions. Dans le fœtus, où la vie animale est dans l'attente de l'acte, il est presque seul en action ; aussi ses rapports avec la moelle épinière sont moins nécessaires, comme on l'observe dans les fœtus anacéphales, lorsque la vie animale fonctionne. Les deux systèmes se prêtent de mutuels secours et sont nécessaires l'un à l'autre ; tout cela est prouvé par les expériences de MM. Brodie, Legallois, Chaussat et Brachet.

Mais, voyons-le fonctionner : il est placé des deux côtés de la colonne vertébrale, il se compose de ganglions qui paraissent être de petits centres, qui sont liés les uns aux autres par de nombreux filets nerveux, ils entretiennent aussi de nombreux rapports avec la moelle épinière, centre de la vie animale. Les nerfs qui en partent se répandent sur le cœur et les autres muscles involontaires; ils n'ont pas la même apparence physique que les nerfs de la vie animale; ils ne transmettent pas dans leur état naturel la sensation, mais irrités ils transmettent les plus vives douleurs. Ils accompagnent partout les artères, leur forment un réseau qui les suit jusques dans le système capillaire, petits vaisseaux qui forment la trame de nos tissus, petits vaisseaux qui ne sont pas moitié veineux, moitié artériels (1); le nerf ne les quitte que lorsqu'ils sont arrivés à la veine, parce qu'alors il n'a plus de fonction à remplir. C'est donc dans les vaisseaux capillaires, exclusivement artériels, que vont se passer les phénomènes de la nutrition, de la sécrétion. Ces fonctions, vraiment moléculaires, ne peuvent être produites que par un agent qui puisse agir chimiquement (2); cet agent ne sont autre

(1) Comme le pensait Bichat.

(2) L'électro-chimie établit que les atomes pondérables ou proprement dits matériels, sont presque inertes; que lorsqu'ils se montrent actifs, ils ne doivent cette activité qu'aux fluides électriques, soit positif, soit négatif.

chose que les courants électriques apportés par les nerfs qui environnent l'artère. Cela est si vrai, que lorsqu'on remplace l'artère par un tube artificiel, c'est-à-dire qu'on prive l'organe de son nerf ganglionnaire, il n'y a plus de sécrétion, il n'y a plus de nutrition, comme dans l'expérience de M. Brachet, sur l'artère rénale.

Le froid subit qui survient après l'opération de l'anévrisme, et qui ne cesse que lorsque la dilatation des artères collatérales a pu rétablir la circulation du sang et aussi le courant nerveux que portait l'artère liée, en est une preuve. Remarquez que le courant sanguin est plus prompt à se rétablir que le courant nerveux ; le membre reste longtemps plus froid.

Petit, de Namur, avait déjà observé, il y a près d'un siècle, que la destruction du ganglion cervical supérieur droit faisait flétrir l'œil du même côté.

Les nombreuses expériences de Brodie, de Chaussat, prouvent que la chaleur, qui n'est que le résultat de la nutrition, s'affaiblit dans la même proportion que les forces nerveuses.

Les substances qui paralysent le système nerveux font aussi mourir de froid : l'opium, l'alcool produisent ces effets.

Pour conserver la circulation capillaire, il faut admettre deux forces : l'une, que j'appellerai *érectilité*, mise en jeu par l'action nerveuse, propriété qui augmente le calibre des vaisseaux, propriété essentiellement vitale ; l'autre, que j'appelerai *contractilité*, qui n'est qu'une propriété de tissus ; l'une aspire le sang, l'autre le chasse ; la dernière n'a d'action que lorsque l'autre a cessé, c'est par l'action successive de ces deux forces que la circulation capillaire s'exécute contrairement à l'impulsion du cœur. La contractilité seule anéantirait toute circulation.

Le système capillaire diffère selon les tissus dont il fait la trame. Dans les uns il accepte le sang dans son entier ; dans d'autres il n'en reçoit que les parties diaphanes. Pour expliquer ce fait, il faut réhabiliter l'idée de Boerhaave. Les chimistes modernes, notamment M. Lecanut, ont fait pour le sang ce qu'avait fait Bichat pour les organes, ils lui ont reconnu des éléments organiques; ainsi il contient de la fibrine, des globules sanguins (1), de l'albumine, de la graisse, des sels. La fibrine, les globules qui n'étaient pas nécessaires aux organes blancs, ont un trop grand diamètre pour être admis dans les capillaires des séreuses, des cartilages, des tendons, etc.

Mais l'érectilité vient-elle à être exagérée par l'influx nerveux, le calibre du vaisseau est accru, et alors le sang tout entier s'y introduit.

-----

(1) La matière colorante du sang appartient exclusivement aux globules.

Inflammation.

Faisons quelques applications de ces idées. Je commence par l'inflammation, pierre angulaire de toute la pathologie ; quatre symptômes la constituent : douleur, rougeur, gonflement, chaleur. Analysons ces différents symptômes : — Douleur. Un tissu est-il coupé, déchiré, s'il est pourvu de nerfs de la vie animale, il y aura soudainement douleur. Bientôt la douleur cessera ; les nerfs de la vie organique qui, dans l'état naturel, ne transmettent pas la sensation, mais qui par l'irritation acquièrent la fâcheuse propriété de transmettre la douleur, seront irrités. Il y aura donc une seconde douleur de perçue ; premier symptôme.

Cette douleur éveillera les centres nerveux, le courant nerveux naturel à l'organe sera accru, l'érectilité du vaisseau sera plus fortement mise en jeu, son calibre sera augmenté, il y aura un vide formé qui attirera le sang, qui s'accumulera parce que la contractilité, qui n'est qu'une propriété de tissus, n'a pas changé (1). Il y aura donc augmentation de volume ; deuxième symptôme.

---

(1) Bichat a dit très-judicieusement : Vous saignerez jusqu'à ce qu'il n'y ait tout juste que la quantité de sang nécessaire pour faire fonctionner l'appareil hydraulique ; vous n'empêcherez pas le mouvement fluxionnaire de se produire. En effet, l'*érectilité* des vaisseaux capillaires étant accrue, il y aura un vide formé, le sang s'y portera toujours. Ne serait-il pas possible d'opposer aspiration à aspiration, par exemple, dans la pneumonie, dans l'apoplexie, ne pourrait-on pas mettre la partie inférieure du corps jusqu'à la ceinture, dans une boîte hermétiquement fermée, où on ferait le vide ?

Cet appareil habilement manié serait plus utile que toutes les drogues de pharmacie.

Le sang sera plus abondant, mais encore aura pénétré tous les vaisseaux qui n'admettaient pas le sang rouge. — Rougeur, troisième symptôme.

Le courant nerveux, plus développé, réagira sur le sang, et une plus grande quantité de calorique sera mise en liberté ; quatrième symptôme.

Sympathies.

Le grand fait des sympathies n'est plus aussi mystérieux, l'action réciproque des organes est aperçue. Par exemple : la peau en sueur est frappée par le froid, le courant nerveux qui produisait la sécrétion de la sueur est supprimé ; je me trompe, il est détourné. Il se portera plus volontiers sur un organe similaire, ainsi la membrane muqueuse des bronches sera irritée.

Un organe est-il enflammé, les médecins disent qu'il agit sympathiquement sur le cœur et produit par là la fièvre. L'action de l'organe enflammé n'est pas directe. Il faut dire : l'inflammation d'un organe, si elle est intense, émouvra le système nerveux ganglionnaire, qui a pour une de ses principales fonctions la production du mouvement du cœur. De là les innombrables variétés du pouls.

Il n'y a point de sympathies passives, c'est une erreur de Bichat. Sympathie passive est un non sens (1).

---

(1) Il est bien vrai qu'il y a des sécrétions, des exhalations passives ; elles sont dues à l'appauvrissement du sang, à sa plus grande fluidité, et aussi à l'affaiblissement des solides qui ont perdu leurs forces toniques, *érectilité*, *contractilité des tissus*. Ces sécrétions, ces exhalations se passent en quelque sorte en l'absence du système nerveux.

Fièvres.

On appelle fièvre toute agitation de l'appareil hydraulique (circulation) ; cette agitation est produite par deux ordres de faits : les uns sont dus aux solides, les autres reconnaissent pour cause les nombreuses modifications que le sang peut éprouver. L'influence des solides est un acte sympathique qui peut bien être modifié par l'importance de l'organe qui agit, mais au fond c'est toujours le même fait.

J'appelle particulièrement l'attention des médecins sur la seconde classe. La composition chimique du sang n'est pas toujours la même, elle varie selon les aliments qui l'ont formé

mais encore elle peut être altérée par une foule
de substances délétères. On conçoit que lorsque
ces altérations seront un peu profondes tout
l'organisme sera détraqué. Voyez comme cette
physiologie positive débrouille le chaos des
maladies essentielles.

Toutes les fièvres produites par des miasmes
ne seront plus que la même maladie, seulement
elle sera plus ou moins grave, selon que le
miasme sera plus ou moins délétère. Ainsi les
miasmes produits par les marais, dans les latitudes tempérées, produiront de simples fièvres
intermittentes peu graves. En Italie, en Algérie,
la maladie devient plus intense. Enfin, dans les
latitudes plus élevées, les effluves deviennent
un véritable poison, et l'individu est pour ainsi
dire foudroyé.

Ici se présente la fameuse question de la différence qui existe entre l'infection et la contagion. Voilà comme je la résous :

La contagion est produite par un virus,
espèce de ferment qui est toujours sorti d'un
individu vivant. Il produit toujours la même
altération, la même maladie. L'infection est
produite par des miasmes qui sont le résultat
de la décomposition de matières organiques,
miasmes qui n'ont pas, comme les virus, quelque chose de vivant, si je puis m'exprimer
ainsi.

Il est bien vrai que le pestiféré, par ses excrétions, peut transmettre la peste, mais cette
transmission ne sera pas indéfinie, tandis que
le virus reste toujours le même et se transmet
indéfiniment.

Description d'une fièvre d'accès.

Malaise, plus ou moins grand, qui annonce l'embarras du système nerveux : bâillement, douleur dans les muscles ; la peau pâlit, les membres, toutes les parties extérieures se refroidissent comme s'ils étaient privés de vie. Qu'est-ce qui se passe dans cette période? Le système nerveux ganglionnaire a été modifié par l'altération que le sang a éprouvé par l'absorption des miasmes paludéens, il concentre son action, il oublie en quelque sorte les organes extérieurs ; les capillaires ne recevant plus de courant nerveux ne *s'érigent* plus, ils n'ont plus que la contractilité de tissu qui, loin de produire la circulation, la paralyse.

Ces phénomènes, qui paraissent si singuliers, peuvent se produire par des expériences directes sur le système nerveux. — Divisez la moelle épinière au niveau de la troisième ou quatrième vertèbre dorsale, vous observerez tous les phénomènes des fièvres intermittentes , période algide et période de réaction.

Anatomie pathologique.

On s'est beaucoup occupé d'anatomie patho-
logique ; tous les médecins appartenant à la
génération qui s'éteint y ont songé. Dupuytren
sur son lit de mort s'en préoccupait. On a dé-
crit, on a peint, on a conservé avec des soins
infinis toutes ces transformations de tissus.
Vous êtes peut-être curieux d'en connaître la
cause ? Ces Messieurs vous diront : c'est le vice
cancéreux qui produit tous ces désordres. Vous
voilà sans doute bien satisfait. Quand cessera-
t-on d'accepter les plus absurdes entités pour
des réalités ? Nous, qui tâchons d'être positifs,
nous dirons que toutes ces transformations ne
sont qu'une nutrition viciée. Nous avons vu que

la nutrition était due à un courant nerveux (électro-chimique); c'est sa modification qui en est la cause.

Broussais s'est trompé lorsqu'il a dit : « Les altérations organiques sont dues à des inflammations chroniques. » L'inflammation n'est qu'une exagération des forces vitales , tandis que le cancer est un état anormal contre nature.

De la médecine humorale moderne.

Les anciens, qui ignoraient l'anatomie, ne pouvaient avoir que des notions très-confuses de la physiologie. Il leur était plus facile de s'occuper des fluides ; mais comme ils créaient la nature au lieu de l'observer, ils imaginaient quatre humeurs comme il y avait quatre éléments ; c'est à l'altération de ces humeurs qu'étaient dues les maladies.

Lorsque l'anatomie fut cultivée et que l'organisme fut à peu près connu, on dédaigna les idées humoristes ; on se jeta dans l'excès contraire. Cependant, pour être dans le vrai, il fallait tenir compte et des organes et des fluides. La chimie moderne a rappelé l'attention des médecins sur les humeurs, bien entendu qu'ils ne les considèrent plus comme Gallien. Il n'y a plus que deux humeurs générales : le sang et la lymphe, les autres sont des humeurs sécrétées qui ne sont pas généralement répandues.

Les chimistes de nos jours analysent, avec des soins infinis, le sang et ses dérivés ; ils donnent leurs analyses comme irrévocables. Comme ils ne sont pas physiologistes, ils ne savent pas que ces fluides sont constamment modifiés, qu'il n'est pas deux instants dans la vie d'un animal où leur composition chimique soit parfaitement la même, ce qui fait que leurs analyses sont si divergentes. En effet, le sang d'un individu qui abuse des liqueurs spiritueuses jusqu'au point de rendre ses tissus combustibles comme une résine, est-il le même que celui d'un anachorète qui ne vit que de racines, de fruits, et ne boit que de l'eau? Le sang d'un marin qui pendant plusieurs mois n'a pu manger que de la viande salée, a-t-il la même composition que celui de l'individu qui se nourrit d'aliments frais ?

Le sang n'est pas protégé, comme le pensent les vitalistes, par le principe vital, il est, au contraire, altéré par mille circonstances. Voyez les innombrables substances délétères qui l'altèrent d'une manière si fâcheuse. Aussi quels soins la nature n'a-t-elle pas pris pour le conserver dans son état normal! Voyez la lixiviation qu'elle lui fait subir! D'abord l'action du foie, puis celle des poumons, enfin la dépuration obtenue par toutes les sécrétions (1).

---

(1) A l'époque de la vie où la nutrition devient moins active, où le mouvement de décomposition l'emporte sur celui de composition, c'est-à-dire vers 50 à 60 ans, le sang est moins facilement épuré, les appareils sécréteurs ne suffisent plus. Aussi les phénomènes de la goutte

Les altérations dont le sang est susceptible doivent nécessairement influencer toutes les fonctions. Il faut remarquer que cette influence sera générale; elle produira ce que les médecins appellent si singulièrement les fièvres essentielles.

Les deux tiers des maladies sont produites par l'altération du sang. Prenez garde, notre humorisme ne ressemble pas du tout à celui des Purgons, il est éclairé, il est parfaitement physiologique.

Ces idées sont confusément aperçues par quelques médecins. Ainsi MM. Andral et Ga-

---

du rhumatisme et une foule d'autres, assiégent-ils le vieillard. Alors des organes qui jusque-là avaient été étrangers à toute sécrétion deviennent de véritables secréteurs. Si les cautères n'étaient pas si dégoûtants, ils seraient très-utiles aux vieillards; ils viendraient en aide aux sécréteurs naturels.

varet ont-ils cherché à analyser le sang dans beaucoup de maladies, mais leurs analyses n'ont pas servi à grand'chose : elles étaient incomplètes. Ils observaient bien les éléments organiques du sang. Ainsi, d'après M. Leca- nut, ils trouvaient tant de fibrine, tant de globules sanguins, tant d'albumine, tant de matière grasse, les sels. Ils n'ont pas réfléchi que ces éléments organiques se trouvent dans toute espèce de sang. Ce n'est pas seulement la quantité, la proportion de ces éléments qu'il fallait observer, mais bien les changements que la maladie leur avait fait éprouver.

Ainsi, il ne fallait pas seulement dire que, dans telle maladie, il y avait moins de fibrine, moins de globules sanguins, plus d'albumine; il fallait voir si leurs propriétés étaient restées dans l'état normal; il fallait voir si la fibrine avait conservé son irritabilité et ses autres propriétés, si les globules étaient aussi rouges, si l'albumine se concrétait, etc.

D'ailleurs cette analyse savante n'est pas nécessaire pour trouver les différences qui exis-
tent entre le sang d'un typhoïde et celui d'un
péripneumonique; le premier est noir, fluide,
le caillot s'y forme lentement; une fois formé
le moindre contact le déchire, il se putréfie
très-promptement. Au contraire, celui du péripneumonique est moins noir, moins fluide,
son caillot se forme plus promptement et est
plus consistant, enfin il ne se putréfie que très-
lentement.

La physiologie ne doit pas être seulement
une vaine curiosité, elle peut être utile et elle
doit l'être; elle montre au médecin les innombrables altérations que le sang éprouve. Le
thérapeute demande comment il pourra le
ramener à son état normal. Il est vrai que
nous sommes jusqu'à cette heure réduits au
rôle d'observateurs passifs; nous avons cependant quelques modificateurs puissants : tels
sont le quinquina, le mercure, l'oxigène. On

connaît l'heureuse propriété qu'a le quinquina de détruire la modification que le sang a éprouvée par les effluves paludéennes. J'appellerai l'attention sur le mercure, je parlerai plus tard de l'oxigène. Le mercure et ses composés modifient profondément le sang. Cette action n'est certainement pas hygiénique, cependant elle peut être opposée à tous les ferments qui ont la propriété de décomposer le sang, ainsi le virus syphilitique, la petite vérole, l'infection purulente (1). Je crois qu'il serait tout puissant dans la première période du typhus, de la fièvre jaune, de la peste.

---

(1) Dans la péritonite puerpérale, le mercure ne sauve pas le malade en guérissant la péritonite, mais bien en contre-carrant l'infection purulente. On sait que lorsqu'on injecte du pus dans les veines d'un animal, on produit des dépôts purulents; on les prévient par des frictions mercurielles.

Fonctions du foie.

On connaît le rôle que les anciens faisaient jouer à la bile, nous sommes imprégnés de cet humorisme ignorant. On dit encore le foie secrète la bile, c'est sa fonction et on ne songe à rien de plus.

La nature, ordinairement si économe, aurait-elle créé un appareil aussi volumineux pour la simple sécrétion d'un fluide presque excrémentiel (1)? On ne tient pas compte de

---

(1) MM. Gmelin et Tiédéman dans leur beau travail sur la digestion ont prouvé que la bile n'était pas indispensable à la digestion; ils ont lié le canal cholédoque; ils ont

la circulation exceptionnelle dont il est le centre. On ne voit pas qu'il est un des principaux rouages de tout organisme animal. En effet, tout animal en est pourvu, quel que soit son degré dans l'échelle animale.

Heureusement le rôle qu'il joue dans le fœtus éclaircit parfaitement ses fonctions. A cet âge de la vie, l'appareil digestif ne fonctionne pas, les aliments qui doivent développer le jeune animal, lui sont fournis tout préparés par sa mère; cependant pour être admis il faut qu'ils obtiennent, en quelque sorte, leur droit de cité. C'est le foie qui le leur donne; aussi la veine ombilicale se rend-elle directement au foie; alors la bile n'est que le résidu de l'opération qu'il fait subir au sang, elle n'est qu'un excrément.

---

vu que les fonctions des intestins n'étaient pas sensiblement troublées, seulement les excréments étaient moins colorés.

Plus tard, lorsque les organes digestifs fonc-
tionneront, il conservera ses fonctions ; seulement les aliments qui lui étaient apportés par
la veine ombilicale lui seront apportés par la
veine porte ; la nature a trouvé le moyen d'uti-
liser le résidu qui était inutile autrefois, et la
bile devient une sécrétion utile.

Ce qui a éloigné tous les physiologistes
de comprendre l'importance du foie, c'est
l'erreur où ils sont à l'égard du canal thoracique. Ils croient que ce canal transporte
tous les produits de la digestion sous le nom
de chyle. Il était cependant bien facile de
voir que les vaisseaux appelés thoraciques
n'étaient que le centre des vaisseaux lymphatiques venus de toutes les parties inférieures
du corps. En effet, les deux thoraciques inférieurs, après avoir reçu les vaisseaux lactés,
se réunissent dans le réservoir de Pecquet.
Là ils ne forment plus qu'un seul vaisseau appelé canal thoracique, canal dont le volume

est loin de répondre à la quantité de liquide
que l'on veut qu'il transporte. La marche du
fluide qu'il contient y est, comme dans tous
les lymphatiques, très-lente, comme le prouve
la difficulté qu'on a à se procurer une certaine quantité de chyle. D'ailleurs le chyle ne
contient pas toutes les substances qui ont été
absorbées par les organes digestifs. L'hydro-
cyanate ferruré de potasse, la matière colorante de la garance, etc., etc., ne se trouvent
pas dans le chyle, et cependant on les retrouve dans les urines. Le canal thoracique
et les vaisseaux lactés qui y aboutissent, ne
sont que des vaisseaux lymphatiques qui remplissent dans les organes digestifs les mêmes
fonctions qu'ils remplissent partout ailleurs.

Je ne quitterai pas les fonctions du foie
sans présenter une observation neuve, que
je tiens pour fort importante. La veine-porte
prend ses racines, comme on le sait, exclusivement dans les organes digestifs; elle s'y

comporte comme toutes les veines. Arrivée à la capsule de Glisson, elle change de nature, elle prend le caractère artériel. Les ganglions nerveux hépathiques lui envoient de nombreux filets nerveux, forment autour d'elle un réseau en tout pareil à celui des artères (1); elle apporte à l'appareil glandulaire, appelé foie, le sang et aussi le courant nerveux qui doit le modifier.

D'après ce qui précède, nous sommes à même de résoudre le problème que n'avait pas su résoudre Bichat. Nous dirons : l'artère hépatique nourrit l'appareil glandulaire, la veine-porte apporte dans le sein de l'organe les subs-

---

(1) Cette importante disposition anatomique a échappé aux physiologistes, parce qu'ils ignorent le rôle que joue le nerf ganglionnaire qui fait partie intégrante de toute artère. — C'est lui, je le répète, qui produit les ACTES CHIMIQUES appelés NUTRITION, SÉCRÉTION.

tances préparées par les organes digestifs ; ces substances étrangères y éprouvent une élaboration qui fera qn'elles pourront devenir parties intégrantes de l'individu. Pour arriver à cette assimilation il y aura un résidu de formé : ce résidu n'est autre chose que la bile.

RESPIRATION

ou fonction des poumons,

Les anciens qui ignoraient la constitution de l'atmosphère, ne pouvaient avoir que des idées fausses sur la respiration ; ils croyaient qu'elle était destinée à rafraîchir le sang : elle produit précisément le contraire. La chaleur d'un animal est toujours proportionnelle à l'étendue de ses poumons. Pour apprécier les phénomènes qui se passent dans le sein des poumons, il a fallu que l'humanité eût traversé l'époque, à jamais glorieuse, de 1774 à 1790. Il appartenait au génie de celui qui avait su généraliser, systématiser les découvertes des Scheele, des Priestley, des Cavendish, des Berthollet, des Black, il appartenait, dis-je, à Lavoisier d'expliquer les phenomènes chimiques de la respiration. Connaissant parfaitement la composition de l'air, il observa qu'en traversant les poumons il y était modifié ; il reconnut qu'une partie de son oxigène avait été transformée en acide carbonique, que cet acide carbonique ne représentait pas tout-à-fait l'oxigène disparu. Il conclut de ces faits que l'oxigène brûlait le carbone que le sang contenait de trop, et pensa que la portion d'oxigène qu'il ne retrouvait plus , s'était combinée avec de l'hydrogène pour former l'eau expirée. Cette explication fût généralement acceptée, quoique la formation de l'eau soit très-contestable, comme nous le verrons plus tard.

Le professeur Chaussier, esprit bizarre , qui voulait toujours penser autrement que les autres, contesta cette théorie et en créa une autre. Il supposait que l'oxigène se mélangeait avec le sang , que la combustion du carbone n'avait pas lieu dans les poumons, que ce n'était que dans les organes que l'acide carbonique était formé, acide carbonique encore mélangé, sans action chimique, qui revenait aux poumons avec le sang pour y être exhalé.

On ne conçoit pas comment une pareille théorie a pu trouver des approbateurs; parmi eux se trouve un nom que j'ai regret d'y trouver. D'abord un M. Magnus prétendait l'avoir prouvée par une expérience péremptoire; elle consistait à placer du sang veineux dans le vide; il vit s'y développer de l'acide carbonique.

Cette expérience fut détruite par M. Gay-Lussac, qui fit la même expérience sur le sang artériel. Il trouva que, dans l'une et l'autre expérience, la quantité d'acide carbonique formé était la même.

Enfin, M. Dumas, s'appuyant sur une expérience de M. Mill-Edward, crut devoir l'adopter.

Cette expérience consiste à placer une grenouille dans du gaz hydrogène et à l'y laisser jusqu'à ce qu'elle soit asphyxiée : on trouve qu'elle a émis de l'acide carbonique. Cette expérience n'est pas du tout concluante ; les poumons de la grenouille contiendront toujours, quoi qu'on fasse, de l'air qui se transformera en acide carbonique ; d'ailleurs, le mucus dont sa peau est imprégnée en fournira aussi.

Je veux, malgré le grand nom de M. Dumas, prouver la fausseté, j'ose dire l'absurdité de cette théorie.

Examinons-la.

L'oxigène, le plus électro-positif de tous

les corps, c'est-à-dire celui de tous dont les affinités sont les plus puissantes, arrivé dans les vésicules bronchiques sera presque en contact avec le sang, par *endosmose* se mélangera, selon la théorie, avec le sang, sans exercer sur lui aucune action chimique, quoiqu'il le fasse soudainement changer de couleur; il se mélangera, dis-je, avec le sang et voyagera avec lui jusqu'aux organes, toujours selon la théorie, sans exercer aucune action sur lui. Ce n'est qu'arrivé aux organes qu'il lui prend envie de brûler le carbone du sang, combustion qui produira la chaleur animale ; combustion qui produira de l'acide carbonique, qui, selon la théorie, se mélangera avec le sang veineux, toujours sans action chimique, voyagera avec lui et arrivera aux poumons pour y être exhalé.

Assistons à l'arrivée de l'acide carbonique dans les poumons : le sang qui le contient le laissera s'échapper; mais il faut, d'un autre côté, qu'il absorbe l'oxigène ; comment ces deux opérations pourront-elles s'opérer en même temps sans se nuire l'une à l'autre ?

Observons le même acide carbonique au moment où il se forme dans les organes ; il se mélange avec le sang veineux, il passera avec lui dans les petites veines, poussé qu'il est par les vaisseaux capillaires ; mais arrivé dans les grandes veines où le sang ne circule plus que par aspiration, l'acide carbonique, par sa pesanteur spécifique, se précipitera dans l'oreillette et le ventricule droit du cœur, et enrayera la circulation, absolument comme lorsque l'on injecte de l'air dans les veines, ou qu'on coupe une grosse veine placée près du cœur.

Peut-on accumuler tant d'absurdités pour expliquer la chaleur animale qui s'explique facilement en observant les choses simplement, comme elles doivent être observées ?

Voici comme je conçois cette importante fonction :

Le sang veineux arrivé sur les vésicules bronchiques, se trouve presque en contact avec l'oxigène de l'air, cet oxigène se combine par *exosmose*, et non par *endosmose* (1), avec un excès de carbone que le sang contenait. Cette combustion doit produire une grande quantité de chaleur. Comment se fait-il que cette chaleur ne s'aperçoive pas; car les poumons ne sont pas plus chauds que les autres organes? Qu'est devenu ce calorique? Pour le retrouver, il faut se rappeler les travaux du célèbre Black; il a prouvé que les corps pour s'élever à la même température, emploient des quantités de calorique fort différentes. Il paraît que le sang artériel

---

(1) M. Dutrochet a rendu à la science un vrai service en créant ces deux mots.

a une capacité pour le calorique beaucoup plus grande que celle du sang veineux ; il s'empare du calorique que la combustion du carbone a produit, sans cependant changer beaucoup de température (1).

Le sang artériel a donc absorbé une grande quantité de calorique qu'il ne perdra que là où s'effectue la nutrition ; là il sera de nouveau changé en sang veineux, puis uni aux matériaux nutritifs venus du dehors, il reviendra aux poumons pour y subir l'heureuse transformation. Ainsi s'entretient la chaleur animale (2).

---

(1) Sa température est plus élevée que celle du sang veineux de 1,20 degré.

(2) Cette théorie avait été vaguement émise par le chimiste Crawford; mais comme il n'était pas physiologiste, il ne put pas la développer, elle passa inaperçue.

J'ai dit précédemment que l'acide carbonique ne représentait pas parfaitement l'oxigène
disparu ; j'ai dit que Lavoisier pensait que cette
portion de l'oxigène se combinait avec l'hydrogène du sang ; j'ai émis à cet égard un doute
qui me paraît fondé. Pour établir mon opinion j'ai institué l'expérience suivante.

Expériences sur la respiration.

Je pris deux cloches de verre, ayant à peu près la même capacité ; je remplis l'une de gaz oxigène, l'autre fut simplement renversée sur l'eau ; dans chacune j'introduisis un cabiai : ils étaient tous les deux du même âge, je les y laissai pendant 45 minutes; alors celui qui était dans l'air atmosphérique commençait à respirer avec inquiétude. Je suspendis l'expérience. J'observai les faits suivants:

La cloche qui contenait l'air n'avait pas beaucoup changé, l'eau ne montait que très-peu, tandis que dans celle où était l'oxigène l'eau remplissait le tiers de sa capacité. Je cherchai à apprécier l'acide carbonique, je ne pus trouver aucune différence : sa quantité était la même dans les deux cloches (1). Qu'était devenue la grande quantité d'oxigène qui avait disparu ? Bien certainement elle n'avait pas formé de l'eau, car, pour former cette eau, il aurait fallu une si grande quantité d'hydrogène que le sang en aurait été entièrement décomposé. Cette eau, formée de toute pièce, aurait été dans un degré d'expansion telle qu'elle aurait désorganisé les poumons.

De cette expérience je me crois autorisé à conclure, contrairement à Lavoisier, que la portion d'oxigène qu'on ne retrouve pas, ne se combine pas avec de l'hydrogène, qu'elle se

---

(1) Je sais bien que cette expérience n'a pas l'exactitude qu'elle devrait avoir ; il aurait fallu opérer sur du mercure ; mais telle qu'elle est, elle suffit pour appuyer mon opinion.

combine, par endosmose, avec le sang dans des proportions variables (1).

J'ai sacrifié mes deux cabiais; j'observai avec soin les différences que leur autopsie me présenta. Les poumons étaient , dans l'un et dans l'autre, tous pareils; aucune irritation ne se présenta dans les poumons de celui qui avait respiré de l'oxigène pur, son sang artériel me parut plus rouge, quoi qu'en ait dit Bichat; la différence fut plus prononcée dans le sang veineux : il était sensiblement moins noir, les muscles étaient plus rouges, le cœur était très-irritable.

---

(1) Je crois, si je ne me trompe , que M. Desprez professe cette opinion.

Expériences faites sur moi-même.

J'ai, par différentes fois, respiré de l'oxigène. Voici les faits que j'ai observés :

Aucune sensation insolite dans les poumons, aucune chaleur anormale, aucune modification dans les fonctions du cerveau.

Les muscles avaient accru leur puissance, je me trouvais plus léger, mon cœur battait avec violence, j'aurais cru être atteint d'un anévrisme actif du cœur; la face devint plus colorée; une petite plaie que je me fis laissa sortir un sang beaucoup plus rouge que d'habitude; ma peau, loin d'être devenue plus chaude, avait une fraîcheur agréable. Plus tard, j'observai un fait singulier : l'érectilité des corps caverneux était accrue, et le pénis était plus froid que d'ordinaire.

Ces faits corroborent notre théorie et infirment celle du professeur Chaussier. En effet, dans la respiration de l'oxigène pur, la quantité d'oxigène qui ne se transforme pas en acide carbonique, et qui se fixe sur le sang, est considérablement augmentée. S'il était vrai que la chaleur soit due à l'oxigène que le sang contient, lorsqu'il en contient davantage elle devrait être augmentée ; cependant c'est le contraire qui a lieu.

L'emploi de l'oxigène, comme moyen thérapeutique, a été abandonné mal à propos parce qu'on l'employait précisément là où il ne pouvait être que nuisible, comme dans la phthisie. Je le tiens pour le plus puissant modificateur du sang qui soit à notre disposition ; il est vrai que son emploi offre beaucoup d'embarras , beaucoup de difficultés. Il est sans doute dangereux de l'employer pur. Il me semble que si on faisait pour l'homme ce que la nature a fait pour les poissons (1), lui faire respirer un air plus riche en oxigène, la médecine sortirait de cet état d'inertie, d'impuissance qu'on lui reproche à bon droit.

Voici l'appareil que j'imagine pour rendre son emploi facile :

On placera le malade dans une petite chambre de dix à douze mètres cubes, bien fermée ; dans une chambre voisine sera placé un poêle en fonte, la marmite supérieure sera ajustée

---

(1) MM. de Humbold et Gay-Lussac ont analysé l'air qui est contenu dans l'eau ; ils ont trouvé qu'il contenait 33 p. 0/0 d'oxigène ; tandis que l'atmosphère n'en contient que 21 p. 0/0.

5

avec une espèce de boîte en tôle, de manière
qu'elle n'ait qu'une ouverture sur laquelle on
adaptera un tuyau qui aboutira à la petite
chambre; on remplira la boîte de peroxide de
manganèse le plus pur possible, on fera rougir
le poêle, l'oxigène qui se développera se ré-
pandra dans la petite chambre, et ainsi on y
jettera la quantité d'oxigène qu'on jugera nécessaire.

Je ne veux pas finir mon travail sur la respiration sans présenter une observation anatomique qu'on jugera, je pense, importante.

L'artère bronchique est chargée de nourrir
l'appareil pulmonaire; l'artère pulmonaire n'y
porte que du sang veineux, ce n'est vraiment
qu'une veine, elle est dépourvue du réseau
nerveux qui entoure les véritables artères,
parce qu'elle n'a pas de courant à porter au
sein des poumons; l'hématose étant un acte

purement chimique, l'action nerveuse n'y est pour rien (1).

La circulation y est très-active, parce que toutes les forces du ventricule droit du cœur sont employées à la produire ; cependant la force nerveuse lui est indispensable : l'impulsion du cœur ne suffit pas. Il faut que l'érectilité des vaisseaux capillaires où se passe l'hématose, soit mise en jeu; cette fois-ci un nerf particulier en sera chargé : ce nerf est le pneumo-gastrique ; aussi l'animal qui a subi la section de la huitième paire des deux côtés meurt, parce que la circulation pulmonaire s'embarrasse ; il meurt d'une lente asphyxie.

---

(1) Les expériences de MM. Brodie, Chaussat, toutes les expériences sur la huitième paire le prouvent suffisamment.

Cette espèce de pneumonie ressemble beaucoup à la pneumonie des vieillards, elle a son siége dans les capillaires de l'artère pulmonaire; tandis que la péripneumonie des jeuues gens est due à l'irritation des capillaires de l'artère bronchique, en sorte que l'embarras de la circulation peut être produit par deux causes opposées. Dans la pneumonie des vieillards, la huitième paire n'excite pas assez l'érectilité des capillaires où l'hématose se passe; dans la pneumonie des jeunes gens c'est le nerf de l'artère bronchique qui a accru son action, qui a enflammé les capillaires qui forment la trame des poumons; leur gonflement comprimera les autres capillaires et arrêtera ainsi la circulation générale.

L'autopsie de ces deux pneumoniques offre parfaitement la différence que j'en fais.

Les poumons du jeune homme sont, comme on l'a dit, hépatisés, parce que tous les capillaires

sont gorgés de sang ; dans les poumons du
vieillard l'engorgement est beaucoup moindre,
parce qu'il n'y a qu'une classe de capillaires
engorgée. Remarquez encore que les poumons
du premier sont rouges, que ceux du second
sont noirâtres.

La respiration est le puissant modificateur
du sang ; elle peut aussi l'altérer d'une manière
fâcheuse. On conçoit, en effet, que la masse
du sang qui passe si souvent dans son sein,
étant, pour ainsi dire, constamment en contact
avec l'atmosphère, doit s'imprégner de toutes
les substances que l'air contient, et par là être
profondément altérée. Ainsi, l'air des monta-
gnes, sec et dépourvu de tout miasme, donne-
t-il aux montagnards une vie plus active et
plus exempte d'infirmités que l'air humide et
chargé de miasmes que respire l'habitant des
vallées.

Il faut remarquer qu'il y a entre les poumons

et le foie une espèce de solidarité, en sorte que si l'un est moins actif, l'autre accroît son action. Ainsi, dans les pays chauds où l'air trop dilaté ne peut pas produire une riche hématose, le foie devient plus important ; aussi les médecins grecs s'occupaient-ils beaucoup de la bile ; le typhus des pays chauds prend-il le caractère exclusivement bilieux. Dans la phthisie le foie est aussi altéré.

Considérations sur l'appareil digestif.

Les physiologistes, je ne sais comment, je ne sais pas pourquoi, n'aperçoivent qu'un côté de toutes les questions qu'ils traitent. Ainsi, dans l'appareil de la digestion, ils ne voient que les circonstances où il produit l'endosmose, et ils négligent celles où il produit l'exosmose.

Je m'explique : la fonction de l'appareil gastrique est de produire la digestion. Mais, comme il lui arrive assez souvent, la nature a fait, comme on dit, d'une pierre deux coups. Dans l'état normal, il exercera paisiblement la digestion; mais, dans certaines circonstances

fâcheuses où le sang aura perdu ses qualités
hygiéniques, il viendra en aide aux excréteurs
naturels; sa vaste surface muqueuse sera transformée en organe excréteur et produira une
puissante dépuration.

C'est cette dernière fonction des organes
gastriques que je veux examiner. Si je pouvais la
traiter comme je la conçois, je révolutionnerais
une grande partie de la médecine. Essayons.

Je ne saurais trop appeler l'attention sur
les difficultés que la nature éprouve pour main-
tenir le sang dans son état hygiénique; les
ferments qui peuvent le décomposer lui arri-
vent de toutes parts : par les organes digestifs,
par les poumons, par la peau, sans compter
les tendances qu'il aurait lui-même à se décomposer.

Dans les circonstances ordinaires la nature
en vient à bout, mais il arrive que le ferment

devient quelquefois trop actif, que les moyens
ordinaires de dépuration ne suffisent plus ;
alors elle fait flèche de tout bois : la peau , le
tissu cellulaire, et surtout la vaste membrane
muqueuse des organes digestifs deviennent des
organes dépurateurs.

Les anciens, qui ne connaissaient pas l'organisme, avaient cependant entrevu ces faits.
Ils avaient observé que le plus grand nombre
des maladies se jugeaient, comme ils le disaient,
par des sécrétions extraordinaires.

Les sécrétions alvines attiraient particulièrement leur attention, il les examinaient avec
soin, leur fétidité les avait frappés; ils con-
cluaient logiquement qu'elles étaient un puissant moyen de dépuration ; aussi cherchaient-
ils à les expulser et même à les provoquer.
De là l'emploi des purgatifs , dont ils abusè-
rent sans doute, mais ils avaient là le véritable
remède. Ils devaient avoir hâte d'expulser des

matières aussi fétides, aussi âcres, qui pouvaient être absorbées, dont le séjour devait nécessairement produire l'inflammation de la muqueuse qui les avait sécrétées.

Ces idées si logiques furent dédaignées. Quand fut venu le règne des solidistes exclusifs, on retourna les phénomènes ; le point de départ de la maladie fut l'inflammation de la muqueuse. On prétendit que l'inflammation, soit celle de l'estomac, soit celle des intestins, *venue sans cause connue*, pouvait par sa puissante sympathie produire tous les symptômes des fièvres putrides. Mais, vous qui prétendez faire de la médecine physiologique, où la physiologie vous a-t-elle appris que l'irritation d'un organe, quel qu'il soit, puisse jeter tout l'organisme dans le désarroi qu'il présente dans le typhus ? L'observateur attentif voit que toute la machine se décompose, que l'individu survit à la putréfaction de ses propres organes ; putréfaction qui ne peut être due

qu'à un ferment qui a d'abord décomposé le
sang et qui décompose même les tissus.

Quelles déductions devons-nous tirer de ce
qui précède ? Nous dirons : Dans toute fièvre
grave c'est le sang qui est malade , c'est à lui
qu'il faut que le médecin s'adresse ; il aidera
la nature dans ses efforts de dépuration ; il ne
craindra pas d'employer les purgatifs pour
provoquer l'action de la membrane muqueuse,
et aussi de la nettoyer, d'éloigner d'elle ses
excrétions qui l'irritent et même l'ulcèrent ; il
négligera ces irritations qui ne sont que des
effets et non des causes.

Choléra.

Fléau prétendu asiatique qui, depuis 20 ans, a
envahi le monde entier. Il est venu mettre en
évidence le chaos des idées médicales. Chaque
médecin s'en forme une idée qui lui est pro-
pre, en sorte que c'est une véritable tour de
Babel. Cela aurait-il lieu si le médecin était
guidé par une physiologie positive? Mais non;
on observe les maladies comme le ferait une
garde-malade; on fait des tableaux habilement
coloriés, on accumule les symptômes qu'on peut
observer, on les détaille jusqu'à la nausée; très-
rarement on cherche à savoir ce qui se passe
dans l'organisme; quand on le fait on emploie
une physiologie si nébuleuse que ces laborieu·

ses déductions ne font qu'embrouiller la question au lieu de l'éclaircir (1). Essayons d'ap-
pliquer notre physiologie à cette maladie,
alors j'espère que tout le monde la com-
prendra.

Ici on a commis la même erreur que dans
les fièvres typhoïdes : on a pris pour point de
départ l'irritation des organes gastriques,
tandis qu'elle n'était que le symptôme de
l'altération du sang.

Le sang est altéré, ai-je dit, mais quelle est
cette altération ? Elle ne ressemble pas à celle
qui a lieu dans le typhus, elle n'a rien de pu-
tride. Je prends le symptôme capital, patho-

---

(1) Si les médecins observaient ce qui se passe dans
l'organisme de leurs malades croiraient-ils à la contagion
du choléra ?

gnomonique, la cyanose, elle seule suffit pour me faire voir ce qui se passe dans l'organisme d'un cholérique; elle prouve que l'hématose se fait mal, que le sang traverse les poumons sans y avoir été complètement artérialisé : c'est une asphyxie incomplète. Mais, quelle est la cause qui vicie l'hématose? Elle n'est pas dans le système nerveux, nous avons vu que la respiration était un acte purement chimique. La destruction des deux paires vagues amène bien quelque chose de semblable au choléra ; dans cette expérience il y a bien cyanose, phénomènes algides, altération de la contractilité musculaire, etc.; la même cause produit, dans les deux cas, les mêmes effets. Mais dans l'expérience l'hématose est empêchée par l'embarras de la circulation pulmonaire, embarras qui est occasionné par l'absence du nerf qui ne produit plus l'érection des capillaires où se passe l'hématose. Cet embarras se fait progressivement au bout de 12 à 20 heures, la mort arrive parce que la circulation n'est plus possible : à l'autopsie on trouve, en effet, les poumons engorgés. Dans le cholérique l'engorgement des capillaires n'existe pas, les poumons sont perméables.

Mais enfin quelle est donc la cause qui enraye l'artérialisation du sang ? Elle ne peut-être que chimique. Quelle modification l'atmosphère a-t-elle éprouvée ? les proportions de l'oxigène changeraient-elles dans certaines circonstances (1) ? Mais non; l'influence serait générale, et elle ne s'exerce que sur certains individus.

---

(1) MM. Dumas et Boussingault Théodore de Saussure ont analysé l'atmosphère avec beaucoup de soin ; ils ont trouvé que sa composition était la même que du temps de Lavoisier , que les quantités d'oxigène et d'acide carbonique étaient invariables.

On sait que la nature a établi un antagonisme entre les végétaux et les animaux. Les végétaux décomposent l'acide carbonique et émettent l'oxigène ; les animaux recons-

Je hasarde une hypothèse, je suppose que
l'oxigène n'est pas toujours aussi électro-po-

truisent l'acide carbonique. Il me semble que cette ba-
lance doit être rompue par l'industrie humaine.

L'immense quantité de houille que l'homme brûle tous
les jours devra bientôt rompre l'équilibre et faire que la
proportion d'oxigène ne sera plus assez grande pour opérer
une parfaite hématose, en sorte que l'industrie humaine
si vaniteuse finira par détruire le règne animal. Si la
houille était toute brûlée les premiers temps géologiques
seraient revenus.

J'observe que l'apparition du choléra coïncide avec
l'époque où l'homme a pu multiplier ses forces, augmen-
ter sa puissance par l'emploi de la vapeur.

J'appelle l'attention des observateurs sur l'expérience
suivante : Mettez un oiseau sous une cloche, il s'y as-
phyxiera, quoique l'air contienne encore 17 p. 0/0
d'oxigène.

Je termine cette note par une observation qui frap-
pera, je crois; l'équateur divise la terre en deux parties : hémisphère boréal, hémisphère austral ; cette ligne

sitif (1); lorsqu'il aura moins de puissance,
c'est-à-dire des affinités plus faibles, il brûlera
moins facilement les corps combustibles. Remarquez que son action sur le sang veineux
n'est pas immédiate, qu'elle se fait par exosmose, en sorte que la paroi du capillaire peut
encore amoindrir son action, en sorte que
chez certains individus son action sera tel-

---

de division est idéale pour le globe terrestre. Il n'en est
pas de même pour son atmosphère; elle la divise réel-
lement, positivement en deux parties qui ne se mé-
langent jamais. Ce fait est démontré par la constance
des vents alisés, et aussi par l'action calorifique du
soleil qui, à partir de ce point culminant, déverse sur
chaque pôle l'air qu'elle a raréfié.

En sorte que la combustion de la houille n'altérera que
l'atmosphère boréale, parce que ce n'est que dans cet
hémisphère qu'elle se brûle presque exclusivement.

Ainsi tous les calculs qu'on a fait ou qu'on fera sur l'im-
mensité de l'atmosphère doivent être réduits de moitié.

(1) Tout le monde a observé qu'il y a certains jours où

lement affaiblie, qu'il ne produira plus qu'une hématose incomplète.

Il semblerait que les médecins obligés d'observer constamment les phénomènes de la nature devraient avoir acquis les qualités d'un bon observateur. Il n'en est rien : la plupart d'entre eux sont les plus excentriques des hommes. Ecoutez ce qu'ils nous racontent du choléra. Il est né sur les bords du Gange : depuis une trentaine d'années, il s'est émancipé : il a fait ce que nos ouvriers appelleraient son tour de France. Il suit d'ordinaire les fleuves, les vallées, quelquefois il se permet de traverser deux à trois mille lieues de mer, sans qu'il lui arrive malheur. En vérité l'imagination des Arabes n'était pas plus fantastique.

l'on ne peut, quoi qu'on fasse, exciter la combustion dans nos foyers.

On pourra peut-être reprocher à notre physiologie ses trop hautes prétentions. Je ré-
ponds : la nature conserve encore beaucoup de
secrets : il en est que l'homme ne parviendra
jamais à lui arracher. Les fonctions du cerveau seront toujours pour lui un mystère. Nous
pouvons observer l'organisme , essayer d'en
expliquer le jeu, mais comment la vie est-elle
apparue sur la terre?

La géologie nous apprend que la terre à
une certaine époque fut incandescente ; alors
la vie ne pouvait pas y exister. La terre re-
froidie commence à se peupler de végétaux.
Comment l'appareil éléctro-moteur qui les
fait germer , se developper , se reproduire, qui
force les élements à se combiner contrairement à leur affinité naturelle, a-t-il pu se
produire? Cette première création écrase l'esprit humain. Que sera-ce donc lorsque nous
verrons apparaître toutes ces organisations
variées à l'infini , qui forment des espèces qui

ne sont pas sorties les unes des autres , qui
sont à jamais fixées? Toutes ces merveilles
ne sont pas le produit du hasard. Rendons
grâces à celui que les a créées , de nous avoir
donné la faculté de les admirer.

Appréciation des travaux de Bichat,

Le génie de Bichat se ressentit de l'époque
où il vécut. Il eut quelque chose de révolutio-
naire. Il exerça sur ses contemporains une influence toute puissante ; tous ceux qui l'ont
connu et qui survivent encore, sont restés
sous le charme, témoin M. Roux, qui naguère
nous a raconté d'une manière si touchante les
souvenirs qu'il en avait conservés.

Elève chéri de Dessault, il étudia l'anatomie
comme chirurgien, c'est à dire d'une manière
scrupuleusement détaillée ; à force de disséquer
il observa que nos organes étaient composés
de tissus élémentaires. Il conçut l'heureuse idée

de les étudiér isolément, et publia le *Traité des membranes,* ouvrage à jamais mémorable, qui fit pour la physiologie ce qu'avaient été pour les sciences physiques, les travaux des Schéele, des Priestley, des Lavoisier.

Aristote, dont la vaste intelligence avait tout embrassé, observa que l'animal semblait posséder deux vies, l'une qui le nourrissait; l'autre, pour ainsi dire sur-ajoutée, le mettait en rapport avec le monde extérieur. Cet aperçu ne pouvait être entre les mains d'Aristote qu'une idée confuse.

L'anatomiste Bichat s'en empara, il la féconda, et par elle il répandit une clarté sur les fonctions de l'organisme, jusque là inconnue.

Jusque là ses travaux étaient irréprochables. Malheureusement cet homme si éminent se laissa entraîner par son imagination. Il créa, je ne sais comment, ses fameuses propriétés vitales, abstractions qui sont plutôt l'œuvre d'un métaphysien, d'un Malebranche, que celle d'un observateur. En verité, on ne conçoit pas comment l'auteur de *l'Anatomie générale* a pu accorder tant de confiance à de telles abstractions.

Examinons-en la valeur. Elles sont au nombre de quatre, savoir, la sensibilité animale, la contractilité animale, la sensibilité organique, la contractilité organique.

La première n'est pas un fait unique; la sensibilité se compose de trois faits distincts, savoir : impression des corps sur les sens, transmission de cette impression sur les nerfs, enfin action du cerveau qui perçoit l'impression; c'est l'action de trois organes differents, c'est une véritable fonction et non une propriété, qui comme l'attraction serait inhérente à la matière vivante.

La seconde comme la première est l'action de trois organes : du cerveau qui envoie la volition , du nerf qui la transmet, du muscle qui exécute le mouvement en vertu de son irritabilité ; c'est donc encore une fonction.

La troisième, il la place dans les vaisseaux capillaires, et aussi dans des vaisseaux qu'il imagine , qu'il appelle exhalants et absorbants , petits vaisseaux qui, selon lui , exécutent la nutrition , les sécrétions ; c'est la sensibilité organique qui leur donne le pouvoir de choisir dans le sang les éléments qui doivent constituer les organes.

Il paraît que Bichat ne s'était jamais formé d'idées bien nettes sur les actions chimiques, autrement il aurait senti combien le rôle qu'il fait jouer à ses petits vaisseaux nutritifs, était absurde. Un vaisseau , quelque délié qu'il soit , ne peut pas avoir d'action moléculaire. Ce n'est pas la sensibilité organique qui fait que les vaisseaux capillaires des organes blancs ne reçoivent pas le sang dans son entier. C'est

Boerhaave qui a raison. C'est bien parce que les globules sanguins ont un trop grand diamètre qu'ils ne peuvent pas s'introduire dans les capillaires des organes blancs.

La quatrième. Une portion de cette propriété rentre dans la seconde, depuis que Legallois a prouvé que les muscles de la vie organique se contractent par la même cause que ceux de la vie animale.

L'autre portion de cette propriété, car ces propriétés sont merveilleuses, préside aux contractions des vaisseaux capillaires : contraction qui produit la circulation capillaire. Mais pour concevoir cette circulation, il faut nécessairement deux forces. La contraction seule supprimerait toute circulation. Ces deux forces sont ce que les anciens appelaient forces toniques. Si on se le rappelle, je leur donne les noms suivants : l'une *érectilité*, propriété qui augmente le calibre du vaisseau, et qui est mise en jeu par le fluide nerveux ; l'autre, *contrac-tilité*; cette propriété n'est pas vitale, c'est une propriété de tissus. L'érectilité la précéde, elle produit le mouvement contraire. C'est par ces deux forces successivement que le sang est obligé de cheminer.

Oublions les erreurs de ce grand homme. Il est encore assez riche pour mériter notre admiration.

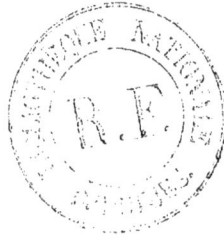

TABLE DES MATIÈRES.

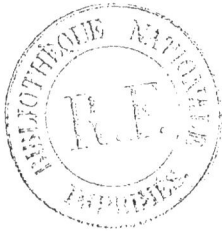

—◦◦—

42

FIN DE LA TABLS.

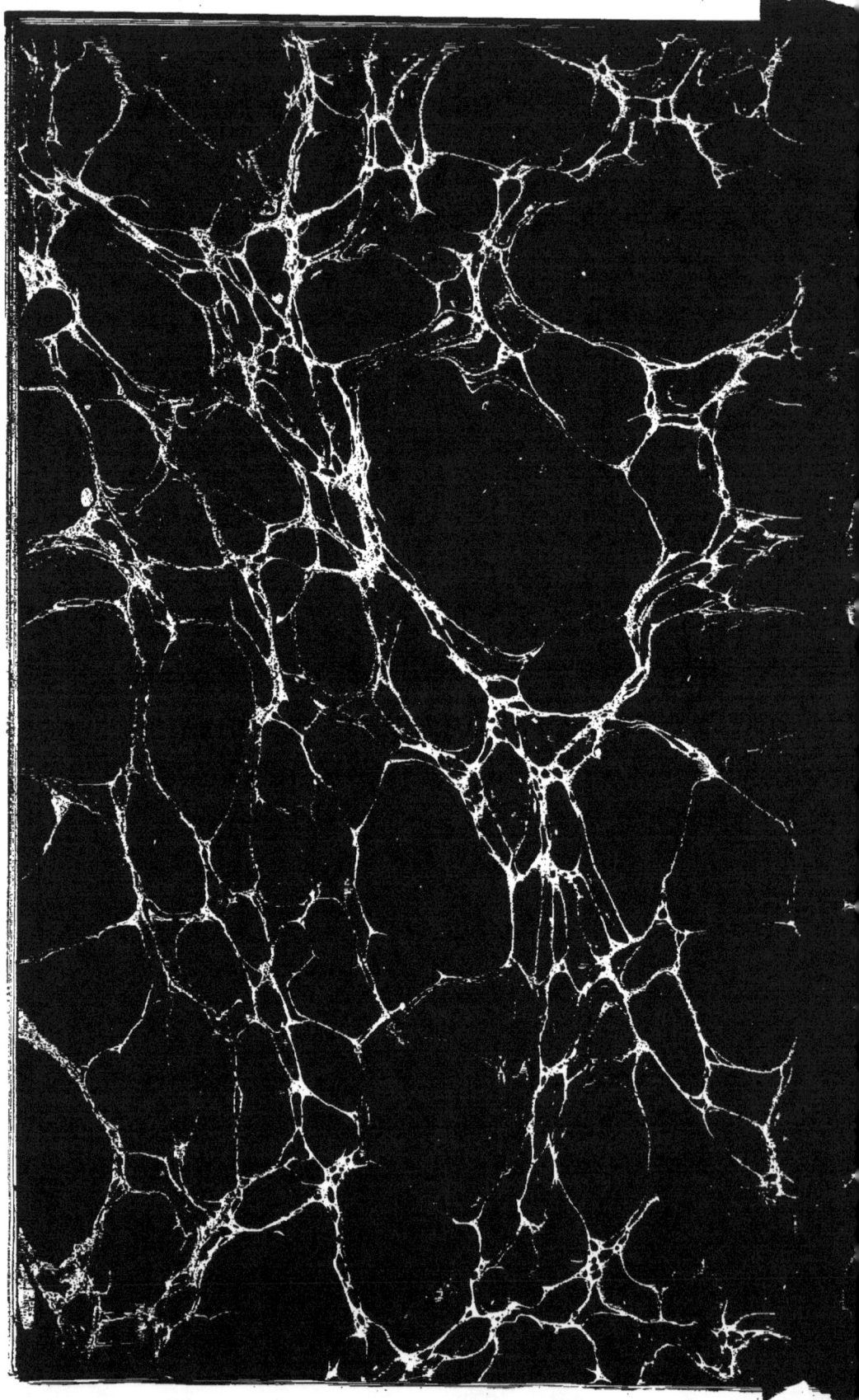

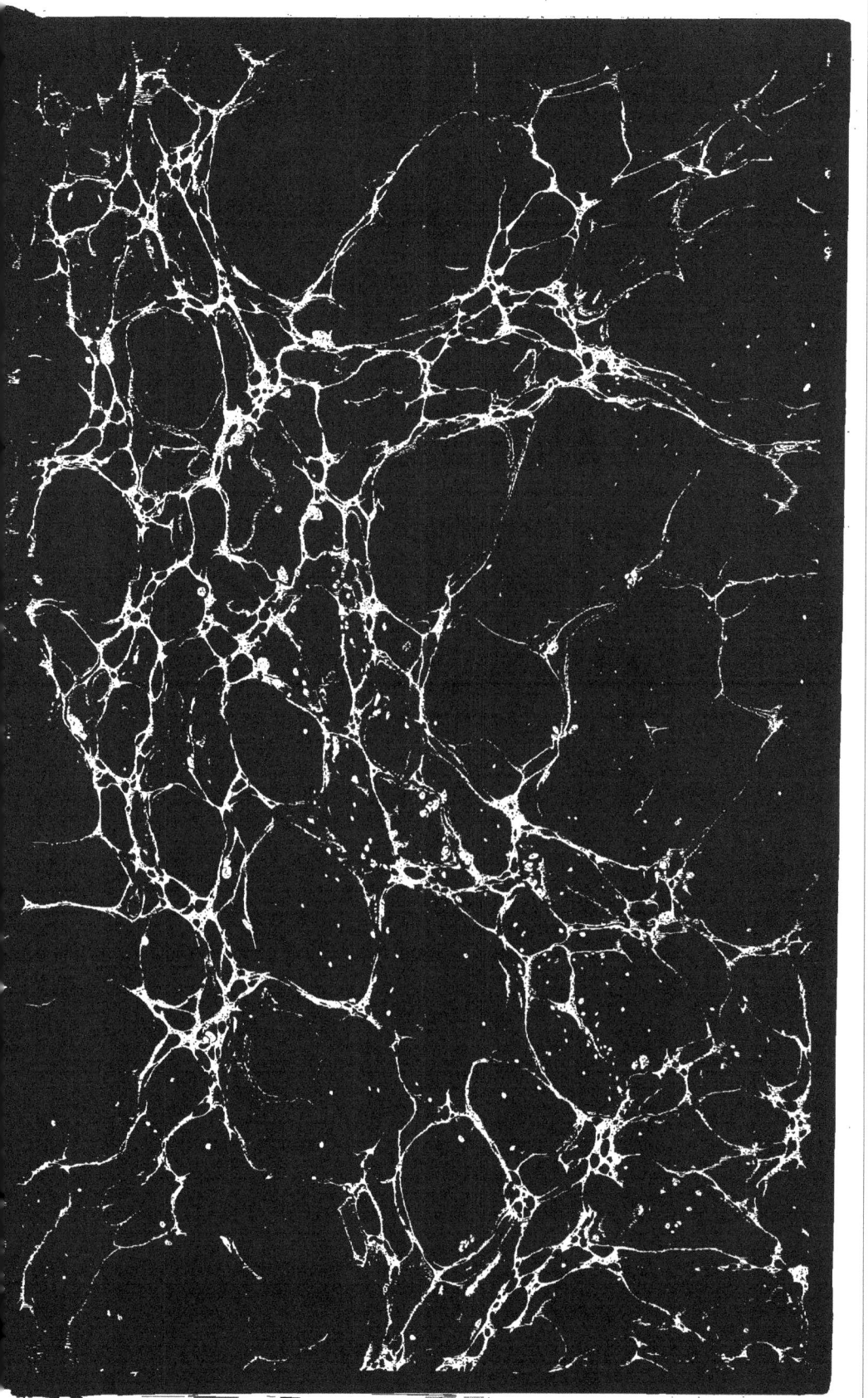

www.ingramcontent.com/pod-product-compliance
Lightning Source LLC
Chambersburg PA
CBHW071512200326
41519CB00019B/5910